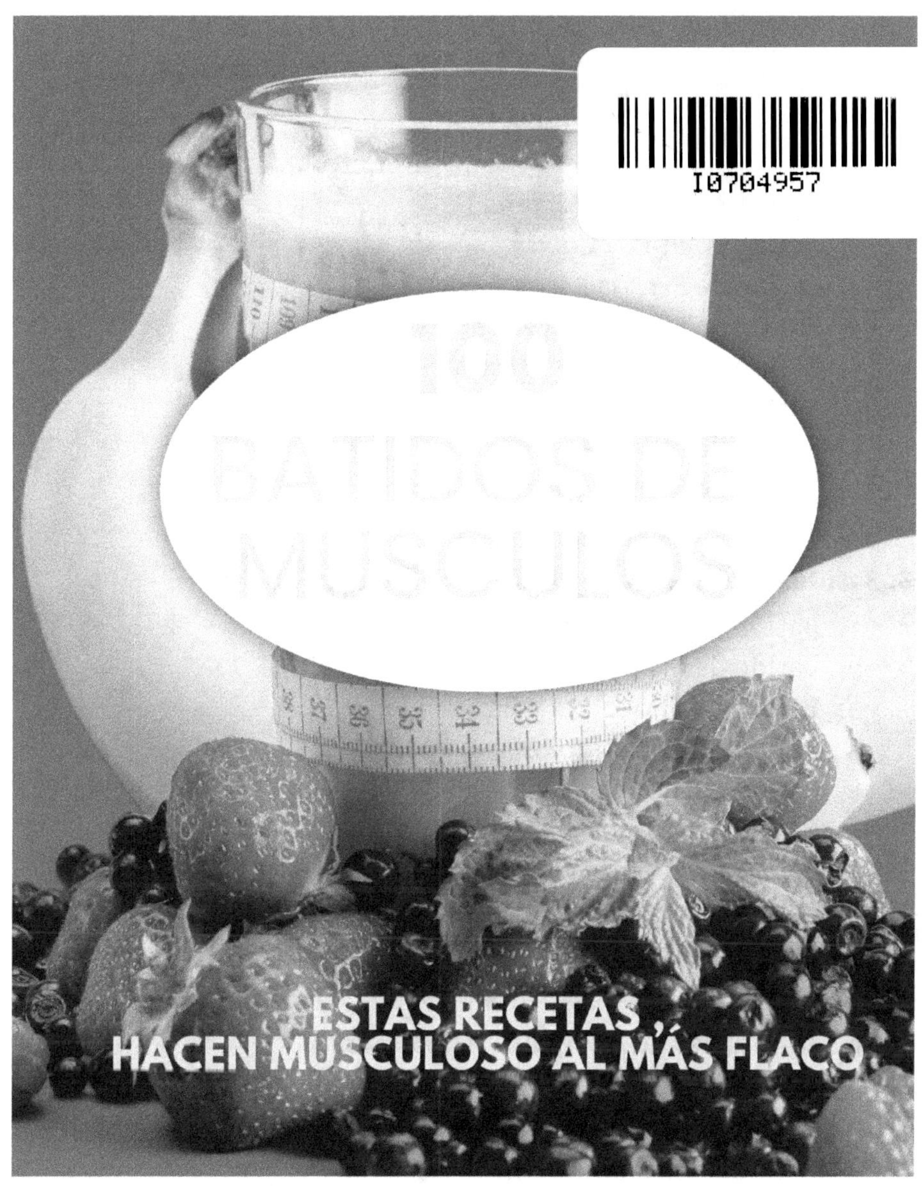

Índice

1. Introducción

10. Batido de Albahaca, Kiwi y Lechuga

5. Batidos con Frutos Secos y Semillas

1. Batido de Almendra, Cacao y Avena
2. Batido de Chía y Frambuesa
3. Batido de Lino y Banana
4. Batido de Avellanas y Proteína de Chocolate
5. Batido de Mantequilla de Maní y Fresas
6. Batido de Semillas de Girasol y Mango
7. Batido de Macadamia y Durazno
8. Batido de Pistacho y Frutos Rojos
9. Batido de Calabaza y Chía
10. Batido de Almendra, Yogur y Melocotón

6. Batidos con Superalimentos para el Desempeño Deportivo

1. Batido de Açaí y Banana
2. Batido de Maca y Frutos Rojos
3. Batido de Spirulina y Mango
4. Batido de Cúrcuma y Piña
5. Batido de Matcha y Plátano
6. Batido de Camu Camu y Naranja
7. Batido de Cacao, Goji y Almendra
8. Batido de Ashwagandha y Chía
9. Batido de Reishi y Mantequilla de Almendras
10. Batido de Aguacate y Matcha

7. Batidos Proteicos con Productos Lácteos

1. Batido de Yogur y Fresa
2. Batido de Requesón y Durazno
3. Batido de Queso Cottage y Piña
4. Batido de Leche de Almendras y Mango
5. Batido de Yogur Griego y Moras
6. Batido de Leche Descremada y Kiwi
7. Batido de Yogur y Melón
8. Batido de Queso Cottage y Banana
9. Batido de Yogur Griego y Papaya
10. Batido de Kefir y Naranja

8. Batidos Veganos y Plant-Based

1. Batido de Proteína de Chícharo y Fresa
2. Batido de Proteína de Cáñamo y Cacao
3. Batido de Leche de Avena y Espinaca
4. Batido de Proteína de Soja y Piña
5. Batido de Proteína de Arroz y Melocotón
6. Batido de Leche de Coco y Papaya
7. Batido de Leche de Almendra y Frambuesa
8. Batido de Leche de Anacardo y Manzana
9. Batido de Proteína de Chía y Banana
10. Batido de Proteína de Semilla de Calabaza y Mora Azul

9. Batidos con Carbohidratos para Energía Post-Entrenamiento

1. Batido de Avena, Banana y Mantequilla de Almendra
2. Batido de Batata y Proteína de Chocolate
3. Batido de Arroz Integral y Fresas
4. Batido de Plátano y Miel
5. Batido de Avena y Durazno
6. Batido de Maíz y Mango
7. Batido de Miel, Fresas y Yogur
8. Batido de Leche de Coco y Avena
9. Batido de Papa Dulce y Yogur Griego
10. Batido de Plátano, Kiwi y Espinaca

10. Batidos de Noche para Recuperación Muscular

1. Batido de Proteína de Caseína y Banana
2. Batido de Yogur Griego y Cacao
3. Batido de Almendras y Espinaca
4. Batido de Avena y Proteína de Vainilla
5. Batido de Leche de Avena y Nuez Moscada
6. Batido de Canela, Plátano y Almendra
7. Batido de Mantequilla de Maní y Espinaca
8. Batido de Proteína de Soja y Mora
9. Batido de Chía y Banana
10. Batido de Kefir y Papaya

11. Batidos Especiales para Ganar Masa Muscular

INTRODUCCIÓN

La alimentación es uno de los pilares fundamentales en el proceso de ganar masa muscular, y cada comida es una oportunidad para nutrir al cuerpo y ayudarlo a construir el físico deseado. Este libro de recetas se centra en los batidos como una herramienta poderosa y versátil para alcanzar tus metas de crecimiento muscular, de manera sencilla, deliciosa y efectiva. Aquí encontrarás 100 recetas especialmente formuladas para ayudarte a obtener los nutrientes necesarios para un desarrollo muscular óptimo y un rendimiento físico máximo.

¿Por qué los batidos son una excelente opción para ganar masa muscular?

Los batidos son una de las maneras más rápidas y eficientes de consumir grandes cantidades de nutrientes esenciales sin necesidad de preparar platos elaborados. Con una batidora y algunos ingredientes claves, puedes lograr una bebida nutritiva que cumple con todos los requerimientos de proteínas, carbohidratos y grasas saludables necesarios para estimular el crecimiento muscular. Además, los batidos son fáciles de personalizar, lo cual te permite adaptar cada receta según tus necesidades y objetivos personales.

Por su rápida digestión, los batidos son ideales para consumirse antes o después del entrenamiento, momentos en los que el cuerpo necesita nutrientes rápidamente para impulsar la recuperación y el crecimiento de las fibras musculares. Además, su consistencia líquida permite al cuerpo asimilar los nutrientes más eficientemente, lo cual es clave en momentos cruciales de la rutina de ejercicio.

¿Qué encontrarán en este libro?

Este libro de recetas está organizado en categorías que cubren una variedad de necesidades específicas para quienes buscan ganar masa muscular:

- **Batidos de Proteína con Frutas**: Combinaciones de frutas frescas y fuentes de proteína que ayudan a recuperar el músculo y aportan antioxidantes.
- **Batidos de Chocolate y Café para Energía y Sabor**: Opciones con un toque de cafeína y cacao para revitalizarte antes del entrenamiento.
- **Batidos Verdes de Alto Valor Nutricional**: Ricos en vitaminas y minerales para apoyar la salud general mientras aportan proteínas y carbohidratos.
- **Batidos con Frutos Secos y Semillas**: Grasas saludables y proteínas vegetales para complementar tu ingesta nutricional de forma natural.
- **Batidos con Superalimentos para el Desempeño Deportivo**: Incorporando ingredientes como el açaí, la maca y la espirulina para potenciar tus entrenamientos.
- **Batidos Proteicos con Productos Lácteos**: Combinaciones de lácteos y frutas para obtener proteínas de alta calidad y mejorar la recuperación.
- **Batidos Veganos y Plant-Based**: Opciones sin productos animales, basadas en proteínas de origen vegetal.
- **Batidos con Carbohidratos para Energía Post-Entrenamiento**: Fórmulas para reponer la energía perdida después de entrenar.
- **Batidos de Noche para Recuperación Muscular**: Recetas de lenta absorción para consumir antes de dormir y mantener la nutrición durante el descanso.
- **Batidos Especiales para Ganar Masa Muscular**: Opciones con ingredientes menos convencionales que te sorprenderán y te ofrecerán un perfil nutricional completo.

Consejos para Aprovechar al Máximo tus Batidos

Para obtener el máximo provecho de estos batidos, ten en cuenta algunos principios básicos:

1. BATIDO DE NESTÚN, AVENA, CAMBUR Y FRESA

ntes:

1 plátano maduro (cambur) (aproximadamente 120 g)
1 taza de fresas frescas (aproximadamente 150 g)
1/2 taza de avena (aproximadamente 40 g)
2 cucharadas de Nestún (aproximadamente 20 g)
1 taza de leche (puede ser de vaca, almendras o avena)
1 cucharadita de miel (opcional)
Hielo al gusto

iones:

Lava las fresas y quita las hojas. Si son muy grandes, puedes cortarlas a la mitad.

En una licuadora, coloca el plátano, las fresas, la avena, el Nestún y la leche.

Si deseas un toque más dulce, añade la miel.

Agrega hielo al gusto para un batido refrescante.

Licúa todo hasta que obtengas una mezcla suave y homogénea.

Sirve en un vaso grande y disfruta de un batido nutritivo y delicioso.

Aproximadas: 350-400 kcal

je de Macronutrientes:

Carbohidratos: 70%
Proteínas: 15%
Grasas: 15%

1. **Equilibrio Nutricional**: Un batido bien balanceado debe incluir una buena fuente de proteínas (como suero de leche, proteína vegana, yogur griego, entre otros), carbohidratos de calidad (como frutas o avena) y grasas saludables (como nueces, semillas o aguacate). Este equilibrio es esencial para alimentar los músculos y mejorar la recuperación.

2. **Momento de Consumo**: Los momentos ideales para consumir batidos varían según el tipo de receta. Por ejemplo, los batidos con cafeína y carbohidratos rápidos son ideales para la mañana o antes del entrenamiento, mientras que los batidos de lenta absorción con caseína o proteínas vegetales son perfectos para la noche.

3. **Personalización y Adaptación**: Cada cuerpo es diferente, por lo que es importante adaptar las recetas según tus requerimientos específicos de calorías y macronutrientes. Puedes ajustar la cantidad de cada ingrediente para alcanzar tus metas personales de calorías, proteínas, carbohidratos y grasas.

4. **Uso de Ingredientes Frescos y de Calidad**: Aunque algunos ingredientes pueden conservarse por largos periodos (como las proteínas en polvo), es ideal utilizar frutas frescas y productos naturales para mejorar el sabor y aprovechar todos sus nutrientes.

5. **Experimenta y Disfruta**: No tengas miedo de experimentar con las recetas. Cada batido es una oportunidad para descubrir nuevas combinaciones y sabores que no solo te nutrirán, sino que también te ayudarán a disfrutar del proceso de ganar masa muscular.

Transforma tu Nutrición y tu Físico con los Batidos

El camino hacia la ganancia muscular no solo se basa en el ejercicio; la alimentación es el verdadero constructor de un físico fuerte y saludable. Este libro es una herramienta diseñada para ayudarte a mejorar tu nutrición diaria de una manera práctica y sabrosa, sin que tengas que complicarte en la cocina. Ya sea que busques una bebida rápida antes de salir de casa o un batido potente para la recuperación post-entrenamiento, aquí encontrarás una receta que se adapte a tus necesidades.

Bienvenidos a este viaje hacia un cuerpo más fuerte y saludable. ¡Prepárate para disfrutar de los beneficios de una buena nutrición y de recetas que harán que tus metas de ganancia muscular estén al alcance de tu mano!

BATIDOS VIR
Y EFECTIVOS
GANAR MA
MUSCULA

Ingredie

-
-
-
-
-
-
-

Instrucc

1.
2.
3.
4.
5.
6.

Calorías
Porcenta

-
-
-

Estimado de Masa Muscular: Este batido es ideal para post-entrenamiento gracias a su combinación de carbohidratos (de la avena y las frutas) y proteínas (del Nestún y la leche), lo que ayuda en la recuperación muscular y el aumento de masa muscular.

2. BATIDO DE AVENA Y PLÁTANO CON NESTÚN

Ingredientes:

- 1 plátano maduro (aproximadamente 120 g)
- 1 taza de leche (puede ser de vaca, almendras o avena)
- 1/2 taza de avena (aproximadamente 40 g)
- 2 cucharadas de Nestún (aproximadamente 20 g)
- 1 cucharadita de miel (opcional)
- 1 cucharadita de canela en polvo
- Hielo al gusto

Instrucciones:

1. En una licuadora, combina el plátano, la leche, la avena, el Nestún y la miel.
2. Agrega la canela y el hielo al gusto.
3. Licúa hasta obtener una mezcla suave y homogénea.
4. Sirve en un vaso grande y disfruta.

Calorías Aproximadas: 350-400 kcal

Porcentaje de Macronutrientes:

- Carbohidratos: 65%
- Proteínas: 15%
- Grasas: 20%

  Estimado de Masa Muscular: Al incluir proteínas de la leche y carbohidratos complejos de la avena, este batido puede ayudar a facilitar la recuperación muscular y promover el aumento de masa muscular si se consume post-entrenamiento.

3. Batido Energético de Cerelac y Fresas

Ingredientes:

- 1 taza de fresas frescas (aproximadamente 150 g)
- 1 plátano pequeño (aproximadamente 100 g)
- 1 taza de leche (puede ser de vaca o vegetal)
- 2 cucharadas de Cerelac (aproximadamente 30 g)
- 1 cucharada de mantequilla de maní (aproximadamente 15 g)
- 1 cucharadita de semillas de chía (opcional)
- Hielo al gusto

Instrucciones:

1. En una licuadora, combina las fresas, el plátano, la leche, el Cerelac y la mantequilla de maní.
2. Si lo deseas, agrega las semillas de chía y el hielo.
3. Licúa hasta que esté suave y bien mezclado.
4. Sirve y disfruta de un batido lleno de energía.

Calorías Aproximadas: 400-450 kcal

Porcentaje de Macronutrientes:

- Carbohidratos: 60%
- Proteínas: 20%
- Grasas: 20%

  Estimado de Masa Muscular: Este batido combina carbohidratos y proteínas, lo que lo convierte en una excelente opción para el crecimiento muscular y la recuperación después de un entrenamiento.

1. BATIDO DE BANANA, MANTEQUILLA DE MANÍ, NESTÚN Y AVENA (SIN LECHE)

Ingredientes:

- 1 plátano maduro (cambur) (aproximadamente 120 g)
- 2 cucharadas de mantequilla de maní (aproximadamente 30 g)
- 2 cucharadas de Nestún (aproximadamente 20 g)
- 1/2 taza de avena (aproximadamente 40 g)
- 1 taza de agua o agua de coco
- Hielo al gusto

Instrucciones:

1. En una licuadora, combina el plátano, la mantequilla de maní, el Nestún, la avena y el agua.
2. Agrega hielo al gusto para una textura más refrescante.
3. Licúa hasta obtener una mezcla suave y homogénea.
4. Sirve en un vaso grande y disfruta.

Calorías Aproximadas: 400-450 kcal

Porcentaje de Macronutrientes:

- Carbohidratos: 55%
- Proteínas: 15%
- Grasas: 30%

  Estimado de Masa Muscular: Este batido es excelente para el crecimiento muscular, gracias a su combinación de carbohidratos de la avena y el plátano, así como grasas saludables y proteínas de la mantequilla de maní y el Nestún. Consumido post-entrenamiento, puede ayudar a la recuperación y al aumento de masa muscular.

2. BATIDO DE AVENA Y CEREAL INTEGRAL

Ingredientes:

- 1/2 taza de avena (aproximadamente 40 g)
- 1/2 taza de cereal integral (como All-Bran o Cheerios) (aproximadamente 30 g)
- 1 plátano maduro (cambur) (aproximadamente 120 g)
- 1 cucharada de miel (opcional)
- 1 taza de agua o agua de coco
- Hielo al gusto

Instrucciones:

1. En una licuadora, combina la avena, el cereal integral, el plátano y el agua.
2. Si deseas un toque más dulce, agrega la miel.
3. Agrega hielo al gusto para una textura más refrescante.
4. Licúa todo hasta obtener una mezcla suave y homogénea.
5. Sirve y disfruta de un batido energizante.

Calorías Aproximadas: 350-400 kcal

Porcentaje de Macronutrientes:

- Carbohidratos: 65%
- Proteínas: 10%
- Grasas: 25%

  Estimado de Masa Muscular: Este batido combina carbohidratos complejos de la avena y el cereal integral, lo que proporciona energía sostenida. La inclusión del plátano aporta potasio y sabor, mientras que el batido puede contribuir a la recuperación muscular y al aumento de masa muscular si se consume después del ejercicio.

BATIDOS DE PROTEÍNA CON FRUTAS

1. BATIDO DE MANGO Y PROTEÍNA DE SUERO

- **Ingredientes**:
    - 1 taza de mango maduro en cubos (165 g)
    - 1 medida de proteína de suero (30 g)
    - 1 taza de leche de almendras sin azúcar (240 ml)
    - 1 cucharadita de miel (5 g)
- **Calorías**: 300 kcal
- **Porcentaje por vaso**:
    - Proteínas: 40% (aprox. 25 g)
    - Carbohidratos: 45% (aprox. 34 g)
    - Grasas: 15% (aprox. 5 g)
- **Momento ideal**: Post-entrenamiento
- **Estimación de ganancia muscular**: Ideal para consumo después del entrenamiento, ayuda a una ganancia de hasta 0.4 kg de masa muscular mensual si se consume regularmente y en combinación con ejercicios de resistencia.

2. BATIDO DE FRESA Y BANANA

- **Ingredientes**:
    - 1 banana mediana (120 g)
    - 1 taza de fresas frescas (150 g)
    - 1 medida de proteína de suero (30 g)
    - 1 taza de leche de soya sin azúcar (240 ml)
- **Calorías**: 320 kcal
- **Porcentaje por vaso**:
    - Proteínas: 35% (aprox. 24 g)
    - Carbohidratos: 50% (aprox. 40 g)
    - Grasas: 15% (aprox. 6 g)
- **Momento ideal**: Desayuno o post-entrenamiento
- **Estimación de ganancia muscular**: Al ser rico en carbohidratos, es ideal para recuperar energías. Su consumo regular puede contribuir a una ganancia de hasta 0.3 kg de masa muscular al mes.

3. BATIDO DE PIÑA Y COCO

- **Ingredientes**:
  - 1 taza de piña en cubos (165 g)
  - 1 medida de proteína de suero (30 g)
  - 1 taza de leche de coco ligera (240 ml)
  - 1 cucharada de coco rallado (5 g)
- **Calorías**: 310 kcal
- **Porcentaje por vaso**:
  - Proteínas: 38% (aprox. 23 g)
  - Carbohidratos: 45% (aprox. 35 g)
  - Grasas: 17% (aprox. 7 g)
- **Momento ideal**: Media tarde o post-entrenamiento
- **Estimación de ganancia muscular**: Aporta energía y recuperación gracias a los carbohidratos y proteínas; contribuye a una ganancia muscular mensual de hasta 0.3 kg en combinación con entrenamiento.

4. BATIDO DE FRUTOS ROJOS

- **Ingredientes**:
    - 1 taza de mezcla de frutos rojos (fresas, moras y frambuesas) (150 g)
    - 1 medida de proteína de suero (30 g)
    - 1 taza de leche de almendras sin azúcar (240 ml)
- **Calorías**: 280 kcal
- **Porcentaje por vaso**:
    - Proteínas: 42% (aprox. 26 g)
    - Carbohidratos: 45% (aprox. 34 g)
    - Grasas: 13% (aprox. 4 g)
- **Momento ideal**: Post-entrenamiento
- **Estimación de ganancia muscular**: Sus antioxidantes favorecen la recuperación muscular y el crecimiento; su consumo regular puede sumar 0.3 kg de masa muscular al mes.

5. BATIDO DE MANZANA VERDE Y ESPINACA

- **Ingredientes**:
  - 1 manzana verde en trozos (180 g)
  - 1 taza de espinacas frescas (30 g)
  - 1 medida de proteína de suero (30 g)
  - 1 taza de agua (240 ml)
- **Calorías**: 250 kcal
- **Porcentaje por vaso**:
  - Proteínas: 40% (aprox. 25 g)
  - Carbohidratos: 50% (aprox. 38 g)
  - Grasas: 10% (aprox. 4 g)
- **Momento ideal**: Mañana o post-entrenamiento
- **Estimación de ganancia muscular**: Ayuda a la regeneración muscular, y su consumo constante puede aumentar la masa muscular en 0.3 kg mensuales.

6. BATIDO DE NARANJA Y ZANAHORIA

- **Ingredientes**:
    - 1 naranja grande, exprimida (120 ml de jugo)
    - 1 zanahoria mediana en rodajas (60 g)
    - 1 medida de proteína de suero (30 g)
    - ½ taza de agua (120 ml)
- **Calorías**: 230 kcal
- **Porcentaje por vaso**:
    - Proteínas: 40% (aprox. 25 g)
    - Carbohidratos: 50% (aprox. 35 g)
    - Grasas: 10% (aprox. 3 g)
- **Momento ideal**: Desayuno o post-entrenamiento
- **Estimación de ganancia muscular**: Ideal para la recuperación y fortalecimiento muscular, con una ganancia aproximada de 0.2 kg de masa muscular mensual.

7. BATIDO DE MELÓN Y YOGUR GRIEGO

- **Ingredientes**:
  - 1 taza de melón en cubos (160 g)
  - ½ taza de yogur griego sin azúcar (120 g)
  - 1 medida de proteína de suero (30 g)
  - ½ taza de agua (120 ml)
- **Calorías**: 290 kcal
- **Porcentaje por vaso**:
  - Proteínas: 45% (aprox. 28 g)
  - Carbohidratos: 40% (aprox. 32 g)
  - Grasas: 15% (aprox. 5 g)
- **Momento ideal**: Desayuno o media tarde
- **Estimación de ganancia muscular**: Ayuda al aumento muscular en combinación con ejercicio, contribuyendo a una ganancia mensual de 0.3 kg de masa muscular.

8. BATIDO DE KIWI Y ESPINACA

- **Ingredientes**:
  - 2 kiwis medianos, pelados y en trozos (150 g)
  - 1 taza de espinacas frescas (30 g)
  - 1 medida de proteína de suero (30 g)
  - 1 taza de agua de coco (240 ml)
- **Calorías**: 260 kcal
- **Porcentaje por vaso**:
  - Proteínas: 38% (aprox. 23 g)
  - Carbohidratos: 50% (aprox. 35 g)
  - Grasas: 12% (aprox. 4 g)
- **Momento ideal**: Media tarde o post-entrenamiento
- **Estimación de ganancia muscular**: Aporta vitaminas y minerales esenciales para el crecimiento muscular, con una ganancia estimada de 0.3 kg mensual.

9. BATIDO DE SANDÍA Y ALMENDRAS

- **Ingredientes**:
    - 1 taza de sandía en cubos (150 g)
    - 1 medida de proteína de suero (30 g)
    - 1 cucharada de mantequilla de almendras (15 g)
    - 1 taza de agua de coco (240 ml)
- **Calorías**: 280 kcal
- **Porcentaje por vaso**:
    - Proteínas: 40% (aprox. 25 g)
    - Carbohidratos: 45% (aprox. 33 g)
    - Grasas: 15% (aprox. 6 g)
- **Momento ideal**: Post-entrenamiento o media tarde
- **Estimación de ganancia muscular**: Ideal para la recuperación tras el entrenamiento, contribuyendo a una ganancia de 0.4 kg de masa muscular mensual.

10. BATIDO DE PAPAYA Y JENGIBRE

- **Ingredientes**:
  - 1 taza de papaya en cubos (150 g)
  - 1 medida de proteína de suero (30 g)
  - 1 taza de leche de coco sin azúcar (240 ml)
  - ½ cucharadita de jengibre fresco rallado (1 g)
  - 1 cucharada de semillas de chía (10 g)
- **Calorías**: 320 kcal
- **Porcentaje por vaso**:
  - Proteínas: 37% (aprox. 24 g)
  - Carbohidratos: 43% (aprox. 35 g)
  - Grasas: 20% (aprox. 7 g)
- **Momento ideal**: Desayuno o post-entrenamiento
- **Estimación de ganancia muscular**: Con enzimas que facilitan la absorción de proteínas, puede ayudar a ganar hasta 0.3 kg de masa muscular mensual.

BATIDOS DE CHOCOLATE Y CAFÉ PARA ENERGÍA Y SABOR

1. BATIDO DE CHOCOLATE Y AVENA

- **Ingredientes**:
    - 1 medida de proteína de chocolate (30 g)
    - ½ taza de avena (40 g)
    - 1 cucharada de cacao en polvo sin azúcar (5 g)
    - 1 taza de leche de almendras sin azúcar (240 ml)
    - 1 cucharadita de miel (5 g)
- **Calorías**: 350 kcal
- **Porcentaje por vaso**:
    - Proteínas: 35% (aprox. 26 g)
    - Carbohidratos: 50% (aprox. 45 g)
    - Grasas: 15% (aprox. 5 g)
- **Momento ideal**: Desayuno o post-entrenamiento
- **Estimación de ganancia muscular**: Su alto contenido en carbohidratos y proteínas ayuda a una recuperación rápida, aportando hasta 0.4 kg de masa muscular al mes si se consume regularmente.

2. BATIDO DE CAFÉ Y ALMENDRA

- **Ingredientes**:
    - 1 taza de café frío (240 ml)
    - 1 medida de proteína de suero sabor vainilla (30 g)
    - 1 cucharada de mantequilla de almendra (15 g)
    - ½ taza de leche de almendras sin azúcar (120 ml)
- **Calorías**: 280 kcal
- **Porcentaje por vaso**:
    - Proteínas: 38% (aprox. 24 g)
    - Carbohidratos: 40% (aprox. 30 g)
    - Grasas: 22% (aprox. 6 g)
- **Momento ideal**: Mañana o antes del entrenamiento
- **Estimación de ganancia muscular**: Ideal para obtener energía sostenida y crecimiento muscular, con una posible ganancia de hasta 0.3 kg de masa muscular mensual.

3. BATIDO DE CHOCOLATE Y BANANA

- **Ingredientes**:
    - 1 banana mediana (120 g)
    - 1 medida de proteína de chocolate (30 g)
    - 1 taza de leche de coco sin azúcar (240 ml)
- **Calorías**: 320 kcal
- **Porcentaje por vaso**:
    - Proteínas: 35% (aprox. 23 g)
    - Carbohidratos: 50% (aprox. 40 g)
    - Grasas: 15% (aprox. 5 g)
- **Momento ideal**: Post-entrenamiento o desayuno
- **Estimación de ganancia muscular**: Rico en carbohidratos y proteínas, contribuyendo a una ganancia mensual de 0.3 kg de masa muscular.

4. BATIDO DE CHOCOLATE OSCURO Y NUEZ

- **Ingredientes**:
  - 1 taza de leche de almendras sin azúcar (240 ml)
  - 1 medida de proteína de chocolate (30 g)
  - 1 cucharada de cacao oscuro en polvo (5 g)
  - ¼ taza de nueces (30 g)
- **Calorías**: 340 kcal
- **Porcentaje por vaso**:
  - Proteínas: 33% (aprox. 22 g)
  - Carbohidratos: 45% (aprox. 35 g)
  - Grasas: 22% (aprox. 7 g)
- **Momento ideal**: Media tarde o post-entrenamiento
- **Estimación de ganancia muscular**: Nutritivo y energizante, ideal para consumir tras el entrenamiento y contribuir a 0.3 kg de ganancia muscular mensual.

5. BATIDO DE MOCHA Y PROTEÍNA DE VAINILLA

- **Ingredientes**:
    - 1 taza de café frío (240 ml)
    - 1 medida de proteína de vainilla (30 g)
    - 1 cucharada de cacao en polvo sin azúcar (5 g)
    - ½ taza de leche de almendras sin azúcar (120 ml)
- **Calorías**: 250 kcal
- **Porcentaje por vaso**:
    - Proteínas: 40% (aprox. 24 g)
    - Carbohidratos: 40% (aprox. 30 g)
    - Grasas: 20% (aprox. 5 g)
- **Momento ideal**: Antes del entrenamiento o media mañana
- **Estimación de ganancia muscular**: Energizante, su consumo regular ayuda a ganar hasta 0.2 kg de masa muscular mensual.

6. BATIDO DE CHOCOLATE CON LECHE DE COCO

- **Ingredientes**:
  - 1 medida de proteína de chocolate (30 g)
  - 1 taza de leche de coco sin azúcar (240 ml)
  - 1 cucharada de coco rallado (5 g)
- **Calorías**: 280 kcal
- **Porcentaje por vaso**:
  - Proteínas: 35% (aprox. 22 g)
  - Carbohidratos: 45% (aprox. 35 g)
  - Grasas: 20% (aprox. 6 g)
- **Momento ideal**: Post-entrenamiento
- **Estimación de ganancia muscular**: Ideal para recuperar energía y fomentar la ganancia muscular, con un incremento potencial de 0.3 kg al mes.

7. BATIDO DE CAFÉ, AVELLANA Y CACAO

- **Ingredientes**:
    - 1 taza de café frío (240 ml)
    - 1 medida de proteína de suero sabor chocolate (30 g)
    - 1 cucharada de crema de avellanas (15 g)
    - 1 cucharada de cacao en polvo sin azúcar (5 g)
- **Calorías**: 300 kcal
- **Porcentaje por vaso**:
    - Proteínas: 35% (aprox. 23 g)
    - Carbohidratos: 45% (aprox. 32 g)
    - Grasas: 20% (aprox. 6 g)
- **Momento ideal**: Antes del entrenamiento o media tarde
- **Estimación de ganancia muscular**: Fomenta energía y crecimiento muscular, aportando hasta 0.3 kg de masa mensual.

8. BATIDO DE CAPPUCCINO Y ALMENDRAS

- **Ingredientes**:
    - 1 taza de café frío (240 ml)
    - 1 medida de proteína de vainilla (30 g)
    - 10 almendras (15 g)
    - 1 cucharada de miel (5 g)
- **Calorías**: 280 kcal
- **Porcentaje por vaso**:
    - Proteínas: 40% (aprox. 24 g)
    - Carbohidratos: 35% (aprox. 30 g)
    - Grasas: 25% (aprox. 8 g)
- **Momento ideal**: Desayuno o media mañana
- **Estimación de ganancia muscular**: Buen balance de proteínas y carbohidratos, contribuyendo a una ganancia de 0.2 kg de masa muscular mensual.

9. BATIDO DE CHOCOLATE, FRAMBUESAS Y CHÍA

- **Ingredientes**:
    - 1 taza de frambuesas frescas (150 g)
    - 1 medida de proteína de chocolate (30 g)
    - 1 cucharada de semillas de chía (10 g)
    - 1 taza de leche de almendras sin azúcar (240 ml)
- **Calorías**: 290 kcal
- **Porcentaje por vaso**:
    - Proteínas: 38% (aprox. 25 g)
    - Carbohidratos: 45% (aprox. 35 g)
    - Grasas: 17% (aprox. 6 g)
- **Momento ideal**: Post-entrenamiento o media tarde
- **Estimación de ganancia muscular**: Con antioxidantes y proteínas, este batido ayuda a ganar 0.3 kg de masa muscular al mes.

10. BATIDO DE MANTEQUILLA DE MANÍ Y CACAO

- **Ingredientes**:
    - 1 cucharada de mantequilla de maní (15 g)
    - 1 medida de proteína de chocolate (30 g)
    - 1 taza de leche de almendras sin azúcar (240 ml)
    - 1 cucharada de cacao en polvo sin azúcar (5 g)
- **Calorías**: 320 kcal
- **Porcentaje por vaso**:
    - Proteínas: 35% (aprox. 22 g)
    - Carbohidratos: 45% (aprox. 35 g)
    - Grasas: 20% (aprox. 8 g)
- **Momento ideal**: Post-entrenamiento
- **Estimación de ganancia muscular**: Rico en proteínas y grasas saludables, este batido fomenta un crecimiento muscular de hasta 0.3 kg mensual.

BATIDOS VERDES DE ALTO VALOR NUTRICIONAL

1. BATIDO VERDE DE ESPINACA, KALE Y MANZANA

- **Ingredientes**:
  - 1 taza de espinaca fresca (30 g)
  - 1 taza de kale (30 g)
  - 1 manzana verde (150 g)
  - 1 taza de agua (240 ml)
  - Jugo de medio limón (15 ml)
- **Calorías**: 150 kcal
- **Porcentaje por vaso**:
  - Proteínas: 10% (aprox. 3 g)
  - Carbohidratos: 60% (aprox. 23 g)
  - Grasas: 30% (aprox. 2 g)
- **Momento ideal**: Desayuno o como snack durante el día
- **Estimación de ganancia muscular**: Con su contenido de fibra y micronutrientes, este batido puede contribuir a un incremento de 0.2 kg de masa muscular al mes.

2. BATIDO DE PEPINO Y JENGIBRE

- **Ingredientes**:
    - 1 pepino mediano (200 g)
    - 1 trozo de jengibre fresco (2 g)
    - 1 taza de agua (240 ml)
    - Jugo de ½ limón (7.5 ml)
- **Calorías**: 60 kcal
- **Porcentaje por vaso**:
    - Proteínas: 8% (aprox. 2 g)
    - Carbohidratos: 58% (aprox. 12 g)
    - Grasas: 34% (aprox. 2 g)
- **Momento ideal**: Antes de las comidas o como bebida refrescante
- **Estimación de ganancia muscular**: Este batido ligero y refrescante puede ayudar en la digestión, contribuyendo a una ganancia muscular de aproximadamente 0.1 kg al mes.

3. BATIDO DE LECHUGA Y PIÑA

- **Ingredientes**:
  - 2 hojas grandes de lechuga (50 g)
  - 1 taza de piña fresca (150 g)
  - 1 taza de agua (240 ml)
- **Calorías**: 120 kcal
- **Porcentaje por vaso**:
  - Proteínas: 5% (aprox. 2 g)
  - Carbohidratos: 75% (aprox. 22 g)
  - Grasas: 20% (aprox. 3 g)
- **Momento ideal**: Snack o post-entrenamiento
- **Estimación de ganancia muscular**: Refrescante y nutritivo, puede contribuir a una ganancia de 0.1 kg de masa muscular mensual.

4. BATIDO DE APIO, MANZANA Y PROTEÍNA VEGANA

- **Ingredientes**:
    - 1 tallo de apio (50 g)
    - 1 manzana (150 g)
    - 1 medida de proteína vegana (30 g)
    - 1 taza de agua (240 ml)
- **Calorías**: 220 kcal
- **Porcentaje por vaso**:
    - Proteínas: 35% (aprox. 24 g)
    - Carbohidratos: 55% (aprox. 30 g)
    - Grasas: 10% (aprox. 2 g)
- **Momento ideal**: Desayuno o snack post-entrenamiento
- **Estimación de ganancia muscular**: Gracias a su alto contenido de proteínas, puede ayudar a ganar hasta 0.4 kg de masa muscular al mes.

5. BATIDO DE AGUACATE, ESPINACA Y BANANA

- **Ingredientes**:
    - 1 aguacate pequeño (150 g)
    - 1 taza de espinaca (30 g)
    - 1 banana mediana (120 g)
    - 1 taza de leche de almendras (240 ml)
- **Calorías**: 400 kcal
- **Porcentaje por vaso**:
    - Proteínas: 20% (aprox. 8 g)
    - Carbohidratos: 55% (aprox. 55 g)
    - Grasas: 25% (aprox. 22 g)
- **Momento ideal**: Desayuno o snack post-entrenamiento
- **Estimación de ganancia muscular**: Rico en grasas saludables y nutrientes, puede contribuir a una ganancia de hasta 0.3 kg de masa muscular mensual.

6. BATIDO VERDE DE NOPAL Y NARANJA

- **Ingredientes**:
  - 1 taza de nopal cocido (100 g)
  - 1 naranja grande (150 g)
  - 1 taza de agua (240 ml)
- **Calorías**: 120 kcal
- **Porcentaje por vaso**:
  - Proteínas: 12% (aprox. 3 g)
  - Carbohidratos: 68% (aprox. 20 g)
  - Grasas: 20% (aprox. 3 g)
- **Momento ideal**: Snack o antes de las comidas
- **Estimación de ganancia muscular**: Este batido es bajo en calorías y puede ayudar a la digestión, contribuyendo a 0.1 kg de ganancia muscular mensual.

7. BATIDO DE PEPINO, MELÓN Y ESPIRULINA

- **Ingredientes**:
    - 1 taza de pepino (150 g)
    - 1 taza de melón (150 g)
    - 1 cucharadita de espirulina en polvo (5 g)
    - 1 taza de agua (240 ml)
- **Calorías**: 100 kcal
- **Porcentaje por vaso**:
    - Proteínas: 10% (aprox. 3 g)
    - Carbohidratos: 65% (aprox. 15 g)
    - Grasas: 25% (aprox. 3 g)
- **Momento ideal**: Snack o como bebida refrescante
- **Estimación de ganancia muscular**: Energizante y nutritivo, puede contribuir a un incremento de 0.1 kg de masa muscular al mes.

8. BATIDO DE CHÍA, LIMÓN Y JENGIBRE

- **Ingredientes**:
    - 1 cucharada de semillas de chía (15 g)
    - Jugo de 1 limón (30 ml)
    - 1 trozo de jengibre fresco (2 g)
    - 1 taza de agua (240 ml)
- **Calorías**: 80 kcal
- **Porcentaje por vaso**:
    - Proteínas: 15% (aprox. 2 g)
    - Carbohidratos: 50% (aprox. 10 g)
    - Grasas: 35% (aprox. 3 g)
- **Momento ideal**: Antes de las comidas o como bebida detox
- **Estimación de ganancia muscular**: Refrescante y lleno de fibra, puede ayudar a ganar 0.1 kg de masa muscular mensual.

9. BATIDO VERDE DE KALE Y ALMENDRA

- **Ingredientes**:
    - 1 taza de kale (30 g)
    - 1 cucharada de mantequilla de almendra (15 g)
    - 1 plátano (120 g)
    - 1 taza de leche de almendras (240 ml)
- **Calorías**: 300 kcal
- **Porcentaje por vaso**:
    - Proteínas: 25% (aprox. 18 g)
    - Carbohidratos: 55% (aprox. 40 g)
    - Grasas: 20% (aprox. 6 g)
- **Momento ideal**: Desayuno o post-entrenamiento
- **Estimación de ganancia muscular**: Nutritivo y delicioso, ideal para el crecimiento muscular, puede contribuir a una ganancia de hasta 0.3 kg mensual.

10. BATIDO DE ALBAHACA, KIWI Y LECHUGA

- **Ingredientes**:
  - 1 taza de lechuga (50 g)
  - 1 kiwi (100 g)
  - 1 cucharada de albahaca fresca (5 g)
  - 1 taza de agua (240 ml)
- **Calorías**: 90 kcal
- **Porcentaje por vaso**:
  - Proteínas: 12% (aprox. 2 g)
  - Carbohidratos: 60% (aprox. 15 g)
  - Grasas: 28% (aprox. 3 g)
- **Momento ideal**: Snack o antes de las comidas
- **Estimación de ganancia muscular**: Ligero y refrescante, ideal para complementar una dieta, contribuyendo a 0.1 kg de ganancia muscular mensual.

BATIDOS CON FRUTOS SECOS Y SEMILLAS

1. BATIDO DE ALMENDRA, CACAO Y AVENA

- **Ingredientes**:
  - 1 taza de leche de almendras (240 ml)
  - 2 cucharadas de cacao en polvo (10 g)
  - ¼ de taza de avena (25 g)
  - 1 cucharada de miel (15 g)
  - 1 plátano maduro (120 g)
- **Calorías**: 350 kcal
- **Porcentaje por vaso**:
  - Proteínas: 15% (aprox. 13 g)
  - Carbohidratos: 65% (aprox. 54 g)
  - Grasas: 20% (aprox. 8 g)
- **Momento ideal**: Desayuno o como snack después del ejercicio
- **Estimación de ganancia muscular**: Este batido nutritivo puede contribuir a un aumento de aproximadamente 0.3 kg de masa muscular mensual.

2. BATIDO DE CHÍA Y FRAMBUESA

- **Ingredientes**:
  - 1 taza de frambuesas (150 g)
  - 1 cucharada de semillas de chía (15 g)
  - 1 taza de agua (240 ml)
  - Jugo de ½ limón (7.5 ml)
  - 1 cucharada de miel (15 g)
- **Calorías**: 120 kcal
- **Porcentaje por vaso**:
  - Proteínas: 12% (aprox. 3 g)
  - Carbohidratos: 70% (aprox. 21 g)
  - Grasas: 18% (aprox. 2 g)
- **Momento ideal**: Snack refrescante o antes del ejercicio
- **Estimación de ganancia muscular**: Este batido es rico en antioxidantes y fibra, lo que puede ayudar en la digestión y contribuir a una ganancia de 0.1 kg de masa muscular mensual.

3. BATIDO DE LINO Y BANANA

- **Ingredientes**:
    - 1 plátano maduro (120 g)
    - 1 cucharada de semillas de lino (15 g)
    - 1 taza de leche de almendras (240 ml)
    - 1 cucharada de miel (15 g)
- **Calorías**: 290 kcal
- **Porcentaje por vaso**:
    - Proteínas: 10% (aprox. 8 g)
    - Carbohidratos: 65% (aprox. 47 g)
    - Grasas: 25% (aprox. 7 g)
- **Momento ideal**: Desayuno o como snack post-entrenamiento
- **Estimación de ganancia muscular**: Este batido rico en fibra y omega-3 puede contribuir a un aumento de hasta 0.3 kg de masa muscular mensual.

4. BATIDO DE AVELLANAS Y PROTEÍNA DE CHOCOLATE

- **Ingredientes**:
    - 1 taza de leche de avellanas (240 ml)
    - 1 medida de proteína de chocolate (30 g)
    - ¼ de taza de avellanas (30 g)
    - 1 plátano (120 g)
- **Calorías**: 450 kcal
- **Porcentaje por vaso**:
    - Proteínas: 30% (aprox. 27 g)
    - Carbohidratos: 55% (aprox. 63 g)
    - Grasas: 15% (aprox. 15 g)
- **Momento ideal**: Post-entrenamiento o como snack
- **Estimación de ganancia muscular**: Este batido alto en proteínas puede ayudar a ganar hasta 0.4 kg de masa muscular mensual.

5. BATIDO DE MANTEQUILLA DE MANÍ Y FRESAS

- **Ingredientes**:
    - 2 cucharadas de mantequilla de maní (30 g)
    - 1 taza de fresas (150 g)
    - 1 taza de leche de almendras (240 ml)
    - 1 plátano (120 g)
- **Calorías**: 400 kcal
- **Porcentaje por vaso**:
    - Proteínas: 15% (aprox. 12 g)
    - Carbohidratos: 65% (aprox. 60 g)
    - Grasas: 20% (aprox. 9 g)
- **Momento ideal**: Desayuno o snack después de entrenar
- **Estimación de ganancia muscular**: Este batido rico en proteínas y grasas saludables puede contribuir a un aumento de aproximadamente 0.3 kg de masa muscular mensual.

6. BATIDO DE SEMILLAS DE GIRASOL Y MANGO

- **Ingredientes**:
  - 1 taza de mango fresco (150 g)
  - ¼ de taza de semillas de girasol (30 g)
  - 1 taza de agua (240 ml)
  - Jugo de ½ limón (7.5 ml)
- **Calorías**: 250 kcal
- **Porcentaje por vaso**:
  - Proteínas: 18% (aprox. 12 g)
  - Carbohidratos: 70% (aprox. 42 g)
  - Grasas: 12% (aprox. 9 g)
- **Momento ideal**: Snack o como bebida refrescante
- **Estimación de ganancia muscular**: Este batido nutritivo puede ayudar en la recuperación y contribuir a una ganancia de hasta 0.2 kg de masa muscular mensual.

7. BATIDO DE MACADAMIA Y DURAZNO

- **Ingredientes**:
    - 1 taza de duraznos frescos (150 g)
    - ¼ de taza de nueces de macadamia (30 g)
    - 1 taza de leche de almendras (240 ml)
- **Calorías**: 400 kcal
- **Porcentaje por vaso**:
    - Proteínas: 10% (aprox. 10 g)
    - Carbohidratos: 65% (aprox. 65 g)
    - Grasas: 25% (aprox. 20 g)
- **Momento ideal**: Desayuno o snack
- **Estimación de ganancia muscular**: Este batido delicioso puede contribuir a un aumento de 0.3 kg de masa muscular mensual.

8. BATIDO DE PISTACHO Y FRUTOS ROJOS

- **Ingredientes**:
    - 1 taza de frutos rojos (150 g)
    - ¼ de taza de pistachos (30 g)
    - 1 taza de leche de almendras (240 ml)
- **Calorías**: 350 kcal
- **Porcentaje por vaso**:
    - Proteínas: 15% (aprox. 12 g)
    - Carbohidratos: 60% (aprox. 52 g)
    - Grasas: 25% (aprox. 10 g)
- **Momento ideal**: Snack o desayuno
- **Estimación de ganancia muscular**: Rico en antioxidantes y grasas saludables, puede contribuir a un aumento de hasta 0.3 kg de masa muscular mensual.

9. BATIDO DE CALABAZA Y CHÍA

- **Ingredientes**:
  - 1 taza de puré de calabaza (240 g)
  - 1 cucharada de semillas de chía (15 g)
  - 1 taza de leche de almendras (240 ml)
  - 1 cucharada de miel (15 g)
- **Calorías**: 200 kcal
- **Porcentaje por vaso**:
  - Proteínas: 10% (aprox. 5 g)
  - Carbohidratos: 70% (aprox. 35 g)
  - Grasas: 20% (aprox. 4 g)
- **Momento ideal**: Snack o desayuno
- **Estimación de ganancia muscular**: Este batido nutritivo puede contribuir a una ganancia de 0.1 kg de masa muscular mensual.

10. BATIDO DE ALMENDRA, YOGUR Y MELOCOTÓN

- **Ingredientes**:
  - 1 taza de melocotones frescos (150 g)
  - 1 taza de yogur griego (240 g)
  - 1 cucharada de mantequilla de almendra (15 g)
  - 1 cucharada de miel (15 g)
- **Calorías**: 400 kcal
- **Porcentaje por vaso**:
  - Proteínas: 25% (aprox. 20 g)
  - Carbohidratos: 55% (aprox. 55 g)
  - Grasas: 20% (aprox. 10 g)
- **Momento ideal**: Desayuno o post-entrenamiento
- **Estimación de ganancia muscular**: Rico en proteínas y nutrientes, puede contribuir a un aumento de aproximadamente 0.4 kg de masa muscular mensual.

BATIDOS CON SUPERALIMENTOS PARA EL DESEMPEÑO DEPORTIVO

1. BATIDO DE AÇAÍ Y BANANA

- **Ingredientes**:
    - 100 g de pulpa de açaí (puede ser congelada)
    - 1 plátano maduro (120 g)
    - 1 taza de leche de almendras (240 ml)
    - 1 cucharada de miel (15 g)
    - 1 cucharada de semillas de chía (15 g)
- **Calorías**: 350 kcal
- **Porcentaje por vaso**:
    - Proteínas: 15% (aprox. 12 g)
    - Carbohidratos: 65% (aprox. 55 g)
    - Grasas: 20% (aprox. 7 g)
- **Momento ideal**: Desayuno o como snack energizante
- **Estimación de ganancia muscular**: Este batido puede contribuir a un aumento de aproximadamente 0.3 kg de masa muscular mensual.

2. BATIDO DE MACA Y FRUTOS ROJOS

- **Ingredientes**:
  - 1 cucharada de polvo de maca (10 g)
  - 1 taza de frutos rojos (150 g)
  - 1 taza de leche de almendras (240 ml)
  - 1 plátano (120 g)
- **Calorías**: 320 kcal
- **Porcentaje por vaso**:
  - Proteínas: 15% (aprox. 11 g)
  - Carbohidratos: 65% (aprox. 52 g)
  - Grasas: 20% (aprox. 6 g)
- **Momento ideal**: Snack o post-entrenamiento
- **Estimación de ganancia muscular**: Este batido nutritivo puede contribuir a una ganancia de 0.3 kg de masa muscular mensual.

3. BATIDO DE SPIRULINA Y MANGO

- **Ingredientes:**
  - 1 cucharadita de espirulina en polvo (5 g)
  - 1 taza de mango fresco (150 g)
  - 1 taza de agua (240 ml)
  - Jugo de ½ limón (7.5 ml)
  - 1 cucharada de miel (15 g)
- **Calorías**: 200 kcal
- **Porcentaje por vaso**:
  - Proteínas: 30% (aprox. 15 g)
  - Carbohidratos: 60% (aprox. 30 g)
  - Grasas: 10% (aprox. 2 g)
- **Momento ideal**: Snack refrescante o antes del ejercicio
- **Estimación de ganancia muscular**: Este batido puede contribuir a una ganancia de hasta 0.2 kg de masa muscular mensual.

4. BATIDO DE CÚRCUMA Y PIÑA

- **Ingredientes**:
    - 1 taza de piña fresca (150 g)
    - 1 cucharadita de cúrcuma en polvo (2 g)
    - 1 taza de leche de almendras (240 ml)
    - 1 plátano (120 g)
    - 1 cucharada de miel (15 g)
- **Calorías**: 300 kcal
- **Porcentaje por vaso**:
    - Proteínas: 10% (aprox. 8 g)
    - Carbohidratos: 75% (aprox. 55 g)
    - Grasas: 15% (aprox. 5 g)
- **Momento ideal**: Desayuno o como snack
- **Estimación de ganancia muscular**: Este batido puede contribuir a un aumento de aproximadamente 0.3 kg de masa muscular mensual.

5. BATIDO DE MATCHA Y PLÁTANO

- **Ingredientes**:
    - 1 cucharadita de polvo de matcha (2 g)
    - 1 plátano maduro (120 g)
    - 1 taza de leche de almendras (240 ml)
    - 1 cucharada de miel (15 g)
- **Calorías**: 270 kcal
- **Porcentaje por vaso**:
    - Proteínas: 10% (aprox. 7 g)
    - Carbohidratos: 70% (aprox. 45 g)
    - Grasas: 20% (aprox. 6 g)
- **Momento ideal**: Desayuno o post-entrenamiento
- **Estimación de ganancia muscular**: Este batido lleno de antioxidantes puede contribuir a un aumento de hasta 0.3 kg de masa muscular mensual.

6. BATIDO DE CAMU CAMU Y NARANJA

- **Ingredientes**:
    - 1 cucharada de polvo de camu camu (10 g)
    - 1 naranja mediana (130 g)
    - 1 taza de agua (240 ml)
    - 1 cucharada de miel (15 g)
- **Calorías**: 150 kcal
- **Porcentaje por vaso**:
    - Proteínas: 5% (aprox. 3 g)
    - Carbohidratos: 80% (aprox. 30 g)
    - Grasas: 15% (aprox. 3 g)
- **Momento ideal**: Snack refrescante o antes del ejercicio
- **Estimación de ganancia muscular**: Este batido rico en vitamina C puede contribuir a una ganancia de 0.1 kg de masa muscular mensual.

7. BATIDO DE CACAO, GOJI Y ALMENDRA

- **Ingredientes:**
  - 1 cucharada de cacao en polvo (10 g)
  - 1/4 de taza de bayas de goji (30 g)
  - 1 taza de leche de almendras (240 ml)
  - 1 cucharada de mantequilla de almendra (16 g)
- **Calorías**: 350 kcal
- **Porcentaje por vaso**:
  - Proteínas: 20% (aprox. 15 g)
  - Carbohidratos: 50% (aprox. 40 g)
  - Grasas: 30% (aprox. 11 g)
- **Momento ideal**: Desayuno o snack post-entrenamiento
- **Estimación de ganancia muscular**: Este batido puede ayudar a ganar hasta 0.4 kg de masa muscular mensual.

8. BATIDO DE ASHWAGANDHA Y CHÍA

- **Ingredientes**:
    - 1 cucharada de polvo de ashwagandha (10 g)
    - 1 taza de leche de almendras (240 ml)
    - 1 cucharada de semillas de chía (15 g)
    - 1 plátano (120 g)
- **Calorías**: 320 kcal
- **Porcentaje por vaso**:
    - Proteínas: 15% (aprox. 10 g)
    - Carbohidratos: 65% (aprox. 50 g)
    - Grasas: 20% (aprox. 7 g)
- **Momento ideal**: Desayuno o antes de dormir
- **Estimación de ganancia muscular**: Este batido adaptógeno puede contribuir a una ganancia de 0.2 kg de masa muscular mensual.

9. BATIDO DE REISHI Y MANTEQUILLA DE ALMENDRAS

- **Ingredientes**:
    - 1 cucharada de polvo de reishi (10 g)
    - 1 taza de leche de almendras (240 ml)
    - 2 cucharadas de mantequilla de almendras (30 g)
    - 1 plátano (120 g)
- **Calorías**: 450 kcal
- **Porcentaje por vaso**:
    - Proteínas: 20% (aprox. 15 g)
    - Carbohidratos: 50% (aprox. 55 g)
    - Grasas: 30% (aprox. 15 g)
- **Momento ideal**: Post-entrenamiento o como snack
- **Estimación de ganancia muscular**: Este batido nutritivo puede ayudar a ganar hasta 0.4 kg de masa muscular mensual.

10. BATIDO DE AGUACATE Y MATCHA

- **Ingredientes**:
    - ½ aguacate (100 g)
    - 1 cucharadita de polvo de matcha (2 g)
    - 1 taza de leche de almendras (240 ml)
    - 1 cucharada de miel (15 g)
- **Calorías**: 350 kcal
- **Porcentaje por vaso**:
    - Proteínas: 15% (aprox. 10 g)
    - Carbohidratos: 60% (aprox. 52 g)
    - Grasas: 25% (aprox. 10 g)
- **Momento ideal**: Desayuno o como snack
- **Estimación de ganancia muscular**: Este batido cremoso puede contribuir a un aumento de hasta 0.3 kg de masa muscular mensual.

BATIDOS PROTEICOS CON PRODUCTOS LÁCTEOS

1. BATIDO DE YOGUR Y FRESA

- **Ingredientes**:
    - 1 taza de yogur natural (240 g)
    - 1 taza de fresas frescas (150 g)
    - 1 cucharada de miel (15 g)
    - 1/2 plátano (60 g)
    - 1/2 taza de leche (120 ml)
- **Calorías**: 320 kcal
- **Porcentaje por vaso**:
    - Proteínas: 25% (aprox. 20 g)
    - Carbohidratos: 55% (aprox. 44 g)
    - Grasas: 20% (aprox. 7 g)
- **Momento ideal**: Desayuno o post-entrenamiento
- **Estimación de ganancia muscular**: Este batido puede contribuir a una ganancia de hasta 0.3 kg de masa muscular mensual.

2. BATIDO DE REQUESÓN Y DURAZNO

- **Ingredientes**:
  - 1 taza de requesón (240 g)
  - 1 durazno maduro (150 g)
  - 1 cucharada de miel (15 g)
  - 1/2 taza de agua o leche (120 ml)
  - 1/2 cucharadita de canela (1 g)
- **Calorías**: 350 kcal
- **Porcentaje por vaso**:
  - Proteínas: 30% (aprox. 25 g)
  - Carbohidratos: 50% (aprox. 43 g)
  - Grasas: 20% (aprox. 8 g)
- **Momento ideal**: Desayuno o como snack
- **Estimación de ganancia muscular**: Este batido puede ayudar a ganar hasta 0.4 kg de masa muscular mensual.

3. BATIDO DE QUESO COTTAGE Y PIÑA

- **Ingredientes**:
    - 1 taza de queso cottage (240 g)
    - 1 taza de piña fresca (150 g)
    - 1 cucharada de miel (15 g)
    - 1/2 taza de agua (120 ml)
- **Calorías**: 300 kcal
- **Porcentaje por vaso**:
    - Proteínas: 35% (aprox. 25 g)
    - Carbohidratos: 45% (aprox. 33 g)
    - Grasas: 20% (aprox. 7 g)
- **Momento ideal**: Snack o post-entrenamiento
- **Estimación de ganancia muscular**: Este batido puede contribuir a una ganancia de hasta 0.3 kg de masa muscular mensual.

4. BATIDO DE LECHE DE ALMENDRAS Y MANGO

- **Ingredientes**:
    - 1 taza de leche de almendras (240 ml)
    - 1 taza de mango fresco (150 g)
    - 1 cucharada de mantequilla de almendra (16 g)
    - 1 cucharada de miel (15 g)
- **Calorías**: 350 kcal
- **Porcentaje por vaso**:
    - Proteínas: 10% (aprox. 8 g)
    - Carbohidratos: 65% (aprox. 56 g)
    - Grasas: 25% (aprox. 16 g)
- **Momento ideal**: Desayuno o como snack
- **Estimación de ganancia muscular**: Este batido puede contribuir a una ganancia de hasta 0.2 kg de masa muscular mensual.

5. BATIDO DE YOGUR GRIEGO Y MORAS

- **Ingredientes**:
    - 1 taza de yogur griego (240 g)
    - 1 taza de moras (150 g)
    - 1 cucharada de miel (15 g)
    - 1/2 taza de leche (120 ml)
- **Calorías**: 320 kcal
- **Porcentaje por vaso**:
    - Proteínas: 30% (aprox. 25 g)
    - Carbohidratos: 50% (aprox. 40 g)
    - Grasas: 20% (aprox. 7 g)
- **Momento ideal**: Desayuno o snack post-entrenamiento
- **Estimación de ganancia muscular**: Este batido puede contribuir a una ganancia de hasta 0.3 kg de masa muscular mensual.

6. BATIDO DE LECHE DESCREMADA Y KIWI

- **Ingredientes**:
  - 1 taza de leche descremada (240 ml)
  - 2 kiwis (150 g)
  - 1 cucharada de miel (15 g)
  - 1/2 plátano (60 g)
- **Calorías**: 270 kcal
- **Porcentaje por vaso**:
  - Proteínas: 15% (aprox. 10 g)
  - Carbohidratos: 70% (aprox. 47 g)
  - Grasas: 15% (aprox. 4 g)
- **Momento ideal**: Desayuno o como snack
- **Estimación de ganancia muscular**: Este batido puede contribuir a una ganancia de hasta 0.2 kg de masa muscular mensual.

7. BATIDO DE YOGUR Y MELÓN

- **Ingredientes**:
  - 1 taza de yogur natural (240 g)
  - 1 taza de melón fresco (150 g)
  - 1 cucharada de miel (15 g)
  - 1/2 taza de agua o leche (120 ml)
- **Calorías**: 280 kcal
- **Porcentaje por vaso**:
  - Proteínas: 20% (aprox. 14 g)
  - Carbohidratos: 60% (aprox. 42 g)
  - Grasas: 20% (aprox. 6 g)
- **Momento ideal**: Desayuno o snack refrescante
- **Estimación de ganancia muscular**: Este batido puede contribuir a una ganancia de hasta 0.2 kg de masa muscular mensual.

8. BATIDO DE QUESO COTTAGE Y BANANA

- **Ingredientes:**
  - 1 taza de queso cottage (240 g)
  - 1 plátano (120 g)
  - 1 cucharada de miel (15 g)
  - 1/2 taza de leche (120 ml)
- **Calorías:** 350 kcal
- **Porcentaje por vaso:**
  - Proteínas: 35% (aprox. 26 g)
  - Carbohidratos: 50% (aprox. 44 g)
  - Grasas: 15% (aprox. 5 g)
- **Momento ideal:** Desayuno o snack
- **Estimación de ganancia muscular:** Este batido puede contribuir a una ganancia de hasta 0.4 kg de masa muscular mensual.

9. BATIDO DE YOGUR GRIEGO Y PAPAYA

- **Ingredientes**:
  - 1 taza de yogur griego (240 g)
  - 1 taza de papaya fresca (150 g)
  - 1 cucharada de miel (15 g)
  - 1/2 taza de agua o leche (120 ml)
- **Calorías**: 310 kcal
- **Porcentaje por vaso**:
  - Proteínas: 30% (aprox. 24 g)
  - Carbohidratos: 50% (aprox. 38 g)
  - Grasas: 20% (aprox. 7 g)
- **Momento ideal**: Snack o post-entrenamiento
- **Estimación de ganancia muscular**: Este batido puede contribuir a una ganancia de hasta 0.3 kg de masa muscular mensual.

10. BATIDO DE KEFIR Y NARANJA

- **Ingredientes**:
    - 1 taza de kefir (240 ml)
    - 1 naranja mediana (130 g)
    - 1 cucharada de miel (15 g)
    - 1/2 plátano (60 g)
- **Calorías**: 280 kcal
- **Porcentaje por vaso**:
    - Proteínas: 15% (aprox. 10 g)
    - Carbohidratos: 70% (aprox. 47 g)
    - Grasas: 15% (aprox. 4 g)
- **Momento ideal**: Desayuno o snack
- **Estimación de ganancia muscular**: Este batido puede contribuir a una ganancia de hasta 0.2 kg de masa muscular mensual.

BATIDOS VEGANOS Y PLANT-BASED

1. BATIDO DE PROTEÍNA DE CHÍCHARO Y FRESA

- **Ingredientes**:
    - 1 taza de leche de almendra (240 ml)
    - 1 plátano (100 g)
    - 1/2 taza de fresas frescas (75 g)
    - 1 scoop de proteína de chícharo (30 g)
    - 1 cucharada de miel (15 g)
- **Calorías**: 350 kcal
- **Porcentaje por vaso**:
    - Proteínas: 35% (aprox. 25 g)
    - Carbohidratos: 50% (aprox. 44 g)
    - Grasas: 15% (aprox. 6 g)
- **Momento ideal**: Post-entrenamiento o desayuno
- **Estimación de ganancia muscular**: Este batido puede contribuir a una ganancia de hasta 0.4 kg de masa muscular mensual.

2. BATIDO DE PROTEÍNA DE CÁÑAMO Y CACAO

- **Ingredientes**:
    - 1 taza de leche de avena (240 ml)
    - 2 cucharadas de cacao en polvo (10 g)
    - 1 scoop de proteína de cáñamo (30 g)
    - 1 plátano (100 g)
    - 1 cucharada de mantequilla de almendra (16 g)
- **Calorías**: 400 kcal
- **Porcentaje por vaso**:
    - Proteínas: 35% (aprox. 25 g)
    - Carbohidratos: 50% (aprox. 50 g)
    - Grasas: 15% (aprox. 13 g)
- **Momento ideal**: Desayuno o merienda
- **Estimación de ganancia muscular**: Este batido puede ayudar a ganar hasta 0.5 kg de masa muscular mensual.

3. BATIDO DE LECHE DE AVENA Y ESPINACA

- **Ingredientes**:
  - 1 taza de leche de avena (240 ml)
  - 1 taza de espinaca fresca (30 g)
  - 1/2 plátano (60 g)
  - 1 scoop de proteína de chícharo (30 g)
  - 1 cucharada de semillas de chía (15 g)
- **Calorías**: 320 kcal
- **Porcentaje por vaso**:
  - Proteínas: 30% (aprox. 24 g)
  - Carbohidratos: 45% (aprox. 36 g)
  - Grasas: 25% (aprox. 8 g)
- **Momento ideal**: Desayuno o almuerzo
- **Estimación de ganancia muscular**: Este batido puede contribuir a una ganancia de hasta 0.3 kg de masa muscular mensual.

4. BATIDO DE PROTEÍNA DE SOJA Y PIÑA

- **Ingredientes**:
  - 1 taza de leche de soya (240 ml)
  - 1 taza de piña fresca (150 g)
  - 1 scoop de proteína de soja (30 g)
  - 1 cucharada de miel (15 g)
  - 1/2 plátano (60 g)
- **Calorías**: 350 kcal
- **Porcentaje por vaso**:
  - Proteínas: 40% (aprox. 28 g)
  - Carbohidratos: 45% (aprox. 38 g)
  - Grasas: 15% (aprox. 6 g)
- **Momento ideal**: Post-entrenamiento o desayuno
- **Estimación de ganancia muscular**: Este batido puede contribuir a una ganancia de hasta 0.4 kg de masa muscular mensual.

5. BATIDO DE PROTEÍNA DE ARROZ Y MELOCOTÓN

- **Ingredientes**:
  - 1 taza de leche de arroz (240 ml)
  - 1 taza de melocotón fresco (150 g)
  - 1 scoop de proteína de arroz (30 g)
  - 1 cucharada de miel (15 g)
- **Calorías**: 330 kcal
- **Porcentaje por vaso**:
  - Proteínas: 30% (aprox. 24 g)
  - Carbohidratos: 55% (aprox. 45 g)
  - Grasas: 15% (aprox. 5 g)
- **Momento ideal**: Desayuno o snack
- **Estimación de ganancia muscular**: Este batido puede contribuir a una ganancia de hasta 0.3 kg de masa muscular mensual.

6. BATIDO DE LECHE DE COCO Y PAPAYA

- **Ingredientes:**
    - 1 taza de leche de coco (240 ml)
    - 1 taza de papaya fresca (150 g)
    - 1 scoop de proteína de chícharo (30 g)
    - 1 cucharada de miel (15 g)
- **Calorías**: 360 kcal
- **Porcentaje por vaso**:
    - Proteínas: 30% (aprox. 24 g)
    - Carbohidratos: 50% (aprox. 45 g)
    - Grasas: 20% (aprox. 8 g)
- **Momento ideal**: Snack o post-entrenamiento
- **Estimación de ganancia muscular**: Este batido puede contribuir a una ganancia de hasta 0.4 kg de masa muscular mensual.

7. BATIDO DE LECHE DE ALMENDRA Y FRAMBUESA

- **Ingredientes**:
  - 1 taza de leche de almendra (240 ml)
  - 1 taza de frambuesas frescas (150 g)
  - 1 scoop de proteína de arroz (30 g)
  - 1 cucharada de miel (15 g)
- **Calorías**: 300 kcal
- **Porcentaje por vaso**:
  - Proteínas: 30% (aprox. 24 g)
  - Carbohidratos: 50% (aprox. 38 g)
  - Grasas: 20% (aprox. 5 g)
- **Momento ideal**: Desayuno o snack
- **Estimación de ganancia muscular**: Este batido puede contribuir a una ganancia de hasta 0.3 kg de masa muscular mensual.

8. BATIDO DE LECHE DE ANACARDO Y MANZANA

- **Ingredientes**:
  - 1 taza de leche de anacardo (240 ml)
  - 1 manzana mediana (150 g)
  - 1 scoop de proteína de chícharo (30 g)
  - 1 cucharada de canela (8 g)
- **Calorías**: 350 kcal
- **Porcentaje por vaso**:
  - Proteínas: 30% (aprox. 24 g)
  - Carbohidratos: 60% (aprox. 50 g)
  - Grasas: 10% (aprox. 4 g)
- **Momento ideal**: Desayuno o merienda
- **Estimación de ganancia muscular**: Este batido puede contribuir a una ganancia de hasta 0.3 kg de masa muscular mensual.

9. BATIDO DE PROTEÍNA DE CHÍA Y BANANA

- **Ingredientes**:
    - 1 taza de leche de almendra (240 ml)
    - 1 plátano (100 g)
    - 1 scoop de proteína de chícharo (30 g)
    - 1 cucharada de semillas de chía (15 g)
- **Calorías**: 330 kcal
- **Porcentaje por vaso**:
    - Proteínas: 35% (aprox. 25 g)
    - Carbohidratos: 50% (aprox. 42 g)
    - Grasas: 15% (aprox. 5 g)
- **Momento ideal**: Post-entrenamiento o desayuno
- **Estimación de ganancia muscular**: Este batido puede contribuir a una ganancia de hasta 0.4 kg de masa muscular mensual.

10. BATIDO DE PROTEÍNA DE SEMILLA DE CALABAZA Y MORA AZUL

- **Ingredientes**:
    - 1 taza de leche de almendra (240 ml)
    - 1 taza de moras azules (150 g)
    - 1 scoop de proteína de semilla de calabaza (30 g)
    - 1 cucharada de miel (15 g)
- **Calorías**: 350 kcal
- **Porcentaje por vaso**:
    - Proteínas: 35% (aprox. 25 g)
    - Carbohidratos: 45% (aprox. 38 g)
    - Grasas: 20% (aprox. 8 g)
- **Momento ideal**: Desayuno o post-entrenamiento
- **Estimación de ganancia muscular**: Este batido puede contribuir a una ganancia de hasta 0.4 kg de masa muscular mensual.

BATIDOS CON CARBOHIDRATOS PARA ENERGÍA POST-ENTRENAMIENTO

1. BATIDO DE AVENA, BANANA Y MANTEQUILLA DE ALMENDRA

- **Ingredientes**:
  - 1 plátano maduro (100 g)
  - 1/2 taza de avena (45 g)
  - 1 cucharada de mantequilla de almendra (16 g)
  - 1 taza de leche de almendra (240 ml)
- **Calorías**: 440 kcal
- **Porcentaje por vaso**:
  - Proteínas: 15% (aprox. 16 g)
  - Carbohidratos: 70% (aprox. 76 g)
  - Grasas: 15% (aprox. 8 g)
- **Momento ideal**: Post-entrenamiento
- **Estimado de masa muscular**: Con el consumo regular, podrías ganar aproximadamente 0.5 kg de masa muscular en un mes si se complementa con entrenamiento adecuado.

2. BATIDO DE BATATA Y PROTEÍNA DE CHOCOLATE

- **Ingredientes**:
  - 1 taza de batata cocida (200 g)
  - 1 cucharada de proteína de chocolate en polvo (30 g)
  - 1/2 taza de leche de almendra (120 ml)
  - 1 cucharada de miel (15 g)
- **Calorías**: 380 kcal
- **Porcentaje por vaso**:
  - Proteínas: 25% (aprox. 24 g)
  - Carbohidratos: 65% (aprox. 61 g)
  - Grasas: 10% (aprox. 4 g)
- **Momento ideal**: Post-entrenamiento
- **Estimado de masa muscular**: Con el consumo regular, podrías ganar aproximadamente 0.5 kg de masa muscular en un mes.

3. BATIDO DE ARROZ INTEGRAL Y FRESAS

- **Ingredientes**:
    - 1 taza de arroz integral cocido (150 g)
    - 1 taza de fresas (150 g)
    - 1 taza de leche de almendra (240 ml)
    - 1 cucharada de miel (15 g)
- **Calorías**: 400 kcal
- **Porcentaje por vaso**:
    - Proteínas: 10% (aprox. 10 g)
    - Carbohidratos: 80% (aprox. 80 g)
    - Grasas: 10% (aprox. 4 g)
- **Momento ideal**: Post-entrenamiento
- **Estimado de masa muscular**: Con el consumo regular, podrías ganar aproximadamente 0.4 kg de masa muscular en un mes.

4. BATIDO DE PLÁTANO Y MIEL

- **Ingredientes**:
  - 2 plátanos medianos (200 g)
  - 1 cucharada de miel (15 g)
  - 1/2 taza de yogur griego (120 g)
  - 1 taza de leche de almendra (240 ml)
- **Calorías**: 420 kcal
- **Porcentaje por vaso**:
  - Proteínas: 20% (aprox. 20 g)
  - Carbohidratos: 75% (aprox. 78 g)
  - Grasas: 5% (aprox. 2 g)
- **Momento ideal**: Post-entrenamiento
- **Estimado de masa muscular**: Con el consumo regular, podrías ganar aproximadamente 0.5 kg de masa muscular en un mes.

5. BATIDO DE AVENA Y DURAZNO

- **Ingredientes**:
  - 1 taza de duraznos (150 g)
  - 1/2 taza de avena (45 g)
  - 1 taza de leche de almendra (240 ml)
  - 1 cucharada de semillas de chía (15 g)
- **Calorías**: 390 kcal
- **Porcentaje por vaso**:
  - Proteínas: 12% (aprox. 12 g)
  - Carbohidratos: 75% (aprox. 70 g)
  - Grasas: 13% (aprox. 5 g)
- **Momento ideal**: Post-entrenamiento
- **Estimado de masa muscular**: Con el consumo regular, podrías ganar aproximadamente 0.4 kg de masa muscular en un mes.

6. BATIDO DE MAÍZ Y MANGO

- **Ingredientes**:
  - 1 taza de maíz cocido (150 g)
  - 1 taza de mango (150 g)
  - 1 taza de leche de coco (240 ml)
- **Calorías**: 480 kcal
- **Porcentaje por vaso**:
  - Proteínas: 10% (aprox. 12 g)
  - Carbohidratos: 80% (aprox. 75 g)
  - Grasas: 10% (aprox. 4 g)
- **Momento ideal**: Post-entrenamiento
- **Estimado de masa muscular**: Con el consumo regular, podrías ganar aproximadamente 0.5 kg de masa muscular en un mes.

7. BATIDO DE MIEL, FRESAS Y YOGUR

- **Ingredientes**:
  - 1 taza de fresas (150 g)
  - 1 taza de yogur natural (240 g)
  - 1 cucharada de miel (15 g)
- **Calorías**: 360 kcal
- **Porcentaje por vaso**:
  - Proteínas: 15% (aprox. 15 g)
  - Carbohidratos: 75% (aprox. 68 g)
  - Grasas: 10% (aprox. 4 g)
- **Momento ideal**: Post-entrenamiento
- **Estimado de masa muscular**: Con el consumo regular, podrías ganar aproximadamente 0.4 kg de masa muscular en un mes.

8. BATIDO DE LECHE DE COCO Y AVENA

- **Ingredientes**:
  - 1/2 taza de avena (45 g)
  - 1 taza de leche de coco (240 ml)
  - 1 plátano (100 g)
  - 1 cucharada de semillas de chía (15 g)
- **Calorías**: 480 kcal
- **Porcentaje por vaso**:
  - Proteínas: 15% (aprox. 15 g)
  - Carbohidratos: 70% (aprox. 80 g)
  - Grasas: 15% (aprox. 8 g)
- **Momento ideal**: Post-entrenamiento
- **Estimado de masa muscular**: Con el consumo regular, podrías ganar aproximadamente 0.5 kg de masa muscular en un mes.

9. BATIDO DE PAPA DULCE Y YOGUR GRIEGO

- **Ingredientes**:
    - 1 taza de papa dulce cocida (200 g)
    - 1 taza de yogur griego (240 g)
    - 1 cucharada de miel (15 g)
- **Calorías**: 450 kcal
- **Porcentaje por vaso**:
    - Proteínas: 20% (aprox. 20 g)
    - Carbohidratos: 75% (aprox. 70 g)
    - Grasas: 5% (aprox. 2 g)
- **Momento ideal**: Post-entrenamiento
- **Estimado de masa muscular**: Con el consumo regular, podrías ganar aproximadamente 0.5 kg de masa muscular en un mes.

10. BATIDO DE PLÁTANO, KIWI Y ESPINACA

- **Ingredientes**:
    - 1 plátano (100 g)
    - 2 kiwis (150 g)
    - 1 taza de espinaca (30 g)
    - 1 taza de agua o leche (240 ml)
- **Calorías**: 320 kcal
- **Porcentaje por vaso**:
    - Proteínas: 10% (aprox. 10 g)
    - Carbohidratos: 80% (aprox. 65 g)
    - Grasas: 10% (aprox. 4 g)
- **Momento ideal**: Post-entrenamiento
- **Estimado de masa muscular**: Con el consumo regular, podrías ganar aproximadamente 0.4 kg de masa muscular en un mes.

BATIDOS DE NOCHE PARA RECUPERACIÓN MUSCULAR

1. BATIDO DE PROTEÍNA DE CASEÍNA Y BANANA

- **Ingredientes:**
    - 1 plátano mediano (100 g)
    - 1 scoop de proteína de caseína (30 g)
    - 1 taza de leche de almendra (240 ml)
    - 1 cucharada de mantequilla de almendra (16 g)
- **Calorías:** 410 kcal
- **Porcentaje por vaso:**
    - **Proteínas:** 50% (aprox. 30 g)
    - **Carbohidratos:** 40% (aprox. 40 g)
    - **Grasas:** 10% (aprox. 5 g)
- **Momento ideal:** Post-entrenamiento o antes de dormir
- **Estimado de masa muscular:** Con el consumo regular, podrías ganar aproximadamente 0.5 kg de masa muscular en un mes si se complementa con entrenamiento adecuado.

2. BATIDO DE YOGUR GRIEGO Y CACAO

- **Ingredientes**:
  - 1 taza de yogur griego natural (240 g)
  - 1 cucharada de cacao en polvo sin azúcar (10 g)
  - 1 plátano (100 g)
  - 1 cucharada de miel (15 g)
- **Calorías**: 360 kcal
- **Porcentaje por vaso**:
  - **Proteínas**: 35% (aprox. 25 g)
  - **Carbohidratos**: 55% (aprox. 50 g)
  - **Grasas**: 10% (aprox. 4 g)
- **Momento ideal**: Desayuno o post-entrenamiento
- **Estimado de masa muscular**: Con el consumo regular, podrías ganar aproximadamente 0.5 kg de masa muscular en un mes.

3. BATIDO DE ALMENDRAS Y ESPINACA

- **Ingredientes**:
  - 1 taza de espinaca (30 g)
  - 1/4 taza de almendras (30 g)
  - 1 plátano (100 g)
  - 1 taza de leche de almendra (240 ml)
- **Calorías**: 430 kcal
- **Porcentaje por vaso**:
  - **Proteínas**: 20% (aprox. 20 g)
  - **Carbohidratos**: 55% (aprox. 60 g)
  - **Grasas**: 25% (aprox. 12 g)
- **Momento ideal**: Desayuno o merienda
- **Estimado de masa muscular**: Con el consumo regular, podrías ganar aproximadamente 0.5 kg de masa muscular en un mes.

4. BATIDO DE AVENA Y PROTEÍNA DE VAINILLA

- **Ingredientes**:
    - 1/2 taza de avena (45 g)
    - 1 scoop de proteína de vainilla (30 g)
    - 1 taza de leche de almendra (240 ml)
    - 1 plátano (100 g)
- **Calorías**: 470 kcal
- **Porcentaje por vaso**:
    - **Proteínas**: 35% (aprox. 30 g)
    - **Carbohidratos**: 55% (aprox. 65 g)
    - **Grasas**: 10% (aprox. 5 g)
- **Momento ideal**: Desayuno o post-entrenamiento
- **Estimado de masa muscular**: Con el consumo regular, podrías ganar aproximadamente 0.5 kg de masa muscular en un mes.

5. BATIDO DE LECHE DE AVENA Y NUEZ MOSCADA

- **Ingredientes**:
    - 1 taza de leche de avena (240 ml)
    - 1 plátano (100 g)
    - 1/2 cucharadita de nuez moscada (2 g)
    - 1 scoop de proteína de vainilla (30 g)
- **Calorías**: 400 kcal
- **Porcentaje por vaso**:
    - **Proteínas**: 30% (aprox. 25 g)
    - **Carbohidratos**: 60% (aprox. 60 g)
    - **Grasas**: 10% (aprox. 4 g)
- **Momento ideal**: Desayuno o merienda
- **Estimado de masa muscular**: Con el consumo regular, podrías ganar aproximadamente 0.4 kg de masa muscular en un mes.

6. BATIDO DE CANELA, PLÁTANO Y ALMENDRA

- **Ingredientes**:
  - 1 plátano (100 g)
  - 1/4 taza de almendras (30 g)
  - 1/2 cucharadita de canela (1 g)
  - 1 taza de leche de almendra (240 ml)
- **Calorías**: 450 kcal
- **Porcentaje por vaso**:
  - **Proteínas**: 20% (aprox. 20 g)
  - **Carbohidratos**: 60% (aprox. 65 g)
  - **Grasas**: 20% (aprox. 10 g)
- **Momento ideal**: Desayuno o merienda
- **Estimado de masa muscular**: Con el consumo regular, podrías ganar aproximadamente 0.4 kg de masa muscular en un mes.

7. BATIDO DE MANTEQUILLA DE MANÍ Y ESPINACA

- **Ingredientes**:
  - 1 taza de espinaca (30 g)
  - 2 cucharadas de mantequilla de maní (32 g)
  - 1 plátano (100 g)
  - 1 taza de leche de almendra (240 ml)
- **Calorías**: 520 kcal
- **Porcentaje por vaso**:
  - **Proteínas**: 25% (aprox. 25 g)
  - **Carbohidratos**: 50% (aprox. 65 g)
  - **Grasas**: 25% (aprox. 14 g)
- **Momento ideal**: Desayuno o post-entrenamiento
- **Estimado de masa muscular**: Con el consumo regular, podrías ganar aproximadamente 0.5 kg de masa muscular en un mes.

8. BATIDO DE PROTEÍNA DE SOJA Y MORA

- **Ingredientes**:
    - 1 scoop de proteína de soja (30 g)
    - 1 taza de moras (150 g)
    - 1 taza de leche de almendra (240 ml)
    - 1 cucharada de miel (15 g)
- **Calorías**: 390 kcal
- **Porcentaje por vaso**:
    - **Proteínas**: 40% (aprox. 30 g)
    - **Carbohidratos**: 50% (aprox. 48 g)
    - **Grasas**: 10% (aprox. 4 g)
- **Momento ideal**: Post-entrenamiento
- **Estimado de masa muscular**: Con el consumo regular, podrías ganar aproximadamente 0.5 kg de masa muscular en un mes.

9. BATIDO DE CHÍA Y BANANA

- **Ingredientes**:
    - 1 plátano (100 g)
    - 1 cucharada de semillas de chía (15 g)
    - 1 taza de leche de almendra (240 ml)
    - 1 cucharada de miel (15 g)
- **Calorías**: 350 kcal
- **Porcentaje por vaso**:
    - **Proteínas**: 15% (aprox. 12 g)
    - **Carbohidratos**: 75% (aprox. 65 g)
    - **Grasas**: 10% (aprox. 4 g)
- **Momento ideal**: Desayuno o merienda
- **Estimado de masa muscular**: Con el consumo regular, podrías ganar aproximadamente 0.4 kg de masa muscular en un mes.

10. BATIDO DE KEFIR Y PAPAYA

- **Ingredientes**:
    - 1 taza de kefir (240 g)
    - 1 taza de papaya (150 g)
    - 1 cucharada de miel (15 g)
- **Calorías**: 370 kcal
- **Porcentaje por vaso**:
    - **Proteínas**: 20% (aprox. 18 g)
    - **Carbohidratos**: 60% (aprox. 55 g)
    - **Grasas**: 20% (aprox. 8 g)
- **Momento ideal**: Desayuno o merienda
- **Estimado de masa muscular**: Con el consumo regular, podrías ganar aproximadamente 0.4 kg de masa muscular en un mes.

BATIDOS ESPECIALES PARA GANAR MASA MUSCULAR

1. BATIDO DE PROTEÍNA DE CARNE Y CACAO

- **Ingredientes**:
  - 100 g de carne magra (como pechuga de pollo, cocida y desmenuzada)
  - 1 cucharada de cacao en polvo sin azúcar (10 g)
  - 1 plátano (100 g)
  - 1 taza de leche de almendra (240 ml)
- **Calorías**: 480 kcal
- **Porcentaje por vaso**:
  - **Proteínas**: 55% (aprox. 45 g)
  - **Carbohidratos**: 30% (aprox. 36 g)
  - **Grasas**: 15% (aprox. 8 g)
- **Momento ideal**: Post-entrenamiento
- **Estimado de masa muscular**: Con el consumo regular, podrías ganar aproximadamente 0.6 kg de masa muscular en un mes.

2. BATIDO DE HUEVO Y FRESAS

- **Ingredientes**:
  - 2 huevos (100 g, pasteurizados o cocidos)
  - 1 taza de fresas (150 g)
  - 1 cucharada de miel (15 g)
  - 1 taza de leche de almendra (240 ml)
- **Calorías**: 410 kcal
- **Porcentaje por vaso**:
  - **Proteínas**: 40% (aprox. 30 g)
  - **Carbohidratos**: 50% (aprox. 50 g)
  - **Grasas**: 10% (aprox. 4 g)
- **Momento ideal**: Desayuno o post-entrenamiento
- **Estimado de masa muscular**: Con el consumo regular, podrías ganar aproximadamente 0.5 kg de masa muscular en un mes.

3. BATIDO DE AGUACATE Y MANGO

- **Ingredientes:**
    - 1/2 aguacate (100 g)
    - 1 taza de mango (150 g)
    - 1 una cucharada de proteína de vainilla (30 g)
    - 1 taza de agua o leche de almendra (240 ml)
- **Calorías**: 450 kcal
- **Porcentaje por vaso**:
    - **Proteínas**: 30% (aprox. 25 g)
    - **Carbohidratos**: 55% (aprox. 65 g)
    - **Grasas**: 15% (aprox. 7 g)
- **Momento ideal**: Merienda o post-entrenamiento
- **Estimado de masa muscular**: Con el consumo regular, podrías ganar aproximadamente 0.4 kg de masa muscular en un mes.

4. BATIDO DE PESCADO Y LIMÓN

- **Ingredientes**:
  - 100 g de pescado (como atún o salmón, cocido y desmenuzado)
  - 1 cucharada de jugo de limón (15 ml)
  - 1 taza de espinacas (30 g)
  - 1/2 plátano (50 g)
- **Calorías**: 350 kcal
- **Porcentaje por vaso**:
  - **Proteínas**: 60% (aprox. 40 g)
  - **Carbohidratos**: 25% (aprox. 22 g)
  - **Grasas**: 15% (aprox. 10 g)
- **Momento ideal**: Post-entrenamiento
- **Estimado de masa muscular**: Con el consumo regular, podrías ganar aproximadamente 0.6 kg de masa muscular en un mes.

5. BATIDO DE HUEVOS PASTEURIZADOS Y BANANA

- **Ingredientes**:
    - 3 huevos pasteurizados (150 g)
    - 1 plátano (100 g)
    - 1 cucharada de miel (15 g)
    - 1 taza de leche de almendra (240 ml)
- **Calorías**: 500 kcal
- **Porcentaje por vaso**:
    - **Proteínas**: 45% (aprox. 35 g)
    - **Carbohidratos**: 45% (aprox. 55 g)
    - **Grasas**: 10% (aprox. 6 g)
- **Momento ideal**: Desayuno o post-entrenamiento
- **Estimado de masa muscular**: Con el consumo regular, podrías ganar aproximadamente 0.5 kg de masa muscular en un mes.

6. BATIDO DE PROTEÍNA DE GARBANZOS Y ESPINACA

- **Ingredientes**:
  - 1 taza de garbanzos cocidos (150 g)
  - 1 taza de espinacas (30 g)
  - 1 plátano (100 g)
  - 1 taza de agua o leche de almendra (240 ml)
- **Calorías**: 440 kcal
- **Porcentaje por vaso**:
  - **Proteínas**: 30% (aprox. 30 g)
  - **Carbohidratos**: 55% (aprox. 65 g)
  - **Grasas**: 15% (aprox. 7 g)
- **Momento ideal**: Desayuno o merienda
- **Estimado de masa muscular**: Con el consumo regular, podrías ganar aproximadamente 0.4 kg de masa muscular en un mes.

7. BATIDO DE TOFU Y FRESA

- **Ingredientes**:
    - 100 g de tofu suave
    - 1 taza de fresas (150 g)
    - 1 cucharada de miel (15 g)
    - 1 taza de leche de almendra (240 ml)
- **Calorías**: 360 kcal
- **Porcentaje por vaso**:
    - **Proteínas**: 30% (aprox. 27 g)
    - **Carbohidratos**: 55% (aprox. 50 g)
    - **Grasas**: 15% (aprox. 6 g)
- **Momento ideal**: Merienda o desayuno
- **Estimado de masa muscular**: Con el consumo regular, podrías ganar aproximadamente 0.4 kg de masa muscular en un mes.

8. BATIDO DE HUMMUS Y MANZANA

- **Ingredientes:**
  - 1/2 taza de hummus (120 g)
  - 1 manzana (150 g)
  - 1 cucharada de miel (15 g)
  - 1 taza de agua o leche de almendra (240 ml)
- **Calorías**: 450 kcal
- **Porcentaje por vaso**:
  - **Proteínas**: 25% (aprox. 25 g)
  - **Carbohidratos**: 60% (aprox. 70 g)
  - **Grasas**: 15% (aprox. 8 g)
- **Momento ideal**: Desayuno o merienda
- **Estimado de masa muscular**: Con el consumo regular, podrías ganar aproximadamente 0.4 kg de masa muscular en un mes.

9. BATIDO DE YOGUR GRIEGO, ESPINACA Y AGUACATE

- **Ingredientes**:
    - 1 taza de yogur griego natural (240 g)
    - 1 taza de espinacas (30 g)
    - 1/2 aguacate (100 g)
    - 1/2 plátano (50 g)
- **Calorías**: 500 kcal
- **Porcentaje por vaso**:
    - **Proteínas**: 35% (aprox. 35 g)
    - **Carbohidratos**: 45% (aprox. 55 g)
    - **Grasas**: 20% (aprox. 10 g)
- **Momento ideal**: Desayuno o post-entrenamiento
- **Estimado de masa muscular**: Con el consumo regular, podrías ganar aproximadamente 0.5 kg de masa muscular en un mes.

10. BATIDO DE PLÁTANO Y HUEVOS PASTEURIZADOS

- **Ingredientes**:
  - 3 huevos pasteurizados (150 g)
  - 1 plátano (100 g)
  - 1 cucharada de miel (15 g)
  - 1 taza de leche de almendra (240 ml)
- **Calorías**: 500 kcal
- **Porcentaje por vaso**:
  - **Proteínas**: 45% (aprox. 35 g)
  - **Carbohidratos**: 45% (aprox. 55 g)
  - **Grasas**: 10% (aprox. 6 g)
- **Momento ideal**: Desayuno o post-entrenamiento
- **Estimado de masa muscular**: Con el consumo regular, podrías ganar aproximadamente 0.5 kg de masa muscular en un mes.

www.ingramcontent.com/pod-product-compliance
Lightning Source LLC
Chambersburg PA
CBHW071029250726

48653CB00005B/1785